AF295993

DU

GELSEMIUM SEMPERVIRENS

DANS LE TRAITEMENT

DES NÉVRALGIES

PAR

Le Docteur G. FOURNIER

PHARMACIEN DE PREMIÈRE CLASSE

Ex-Interne des Hôpitaux de Paris

PHARMACIE DE LA MADELEINE

PARIS

5, rue Chauveau-Lagarde, rue de l'Arcade, 10

Entre le boulevard Malesherbes et la place de la Madeleine

1878

DU
GELSEMIUM SEMPERVIRENS
DANS LE TRAITEMENT
DES NÉVRALGIES

MONSIEUR ET HONORÉ CONFRÈRE.

En renonçant à la pratique de la médecine pour me con-
sacrer spécialement à la pharmacie, je me suis proposé,
grâce à mes connaissances scientifiques et à mes relations
dans les hôpitaux, d'être toujours à la recherche des nou-
veautés thérapeùtiques ayant quelque valeur. Je me suis
proposé, surtout, de faire connaître aux confrères, éloignés
des centres d'études ou empêchés par leurs occupations jour-
nalières, les médicaments qui, après épreuves sérieuses,
auraient été reconnus doués de propriétés curatives cer-
taines.

Il y a un an environ je signalais *la Créosote du Hêtre*, que
depuis deux ans déjà on expérimentait dans les hôpitaux de
Paris. Quelques confrères seulement connaissaient ces essais.
Depuis, son usage est devenu universel, et il n'est pas un
médecin qui n'ait à se féliciter de l'avoir employé dans le
traitement de la Phthisie.

Aujourd'hui j'appellerai votre attention sur un autre médicament qui possède des vertus physiologiques et thérapeu-
tiques actives, bien établies par une expérimentation sérieuse

Le **gelsemium sempervirens** est employé depuis longtemps en Amérique; il a été ensuite essayé et adopté en Angleterre et en Allemagne; enfin depuis 1875, il est l'objet des expériences les plus sérieuses en Suisse et en France. Les travaux de MM. les professeurs Dujardin-Beaumetz, à l'hôpital Saint-Antoine, du Dr Gordes, de Genève, du Dr Ortille, de Lille, de Surasze, d'Heildelberg, de Spencer Thompson, de Londres, et autres, sont venus confirmer les assertions des coufrères américains et affirmer les propriétés antinévralgiques extraordinaires de cette plante, qui agirait sur la douleur comme le quinquina sur la fièvre.

M. le Docteur Eymery Héroguelle a fait de l'étude de ce médicament le sujet de sa thèse inaugurale (Doin, 1877.) Nous trouvons dans ce travail, remarquable sous tous les rapports, de nombreuses et sérieuses expériences physiologiques faites par l'auteur lui-même, des observations recueillies avec grand soin dans le service de M. le docteur Beaumetz, et la relation des principaux travaux français et étrangers sur cette substance.

Il nous apprend que « la racine de **Gelsemium sempervirens** est employée en Amérique à cause de ses vertus antipyrétiques et antinévralgiques merveilleuses; elle aurait eu surtout un plein succès dans les névralgies faciales et dentaires. Cette assertion ne me semble pas douteuse; car dans ma dixième observation, relative aussi à un cas de névralgie dentaire, le malade, une heure après avoir pris de la teinture de gelsemium sentit sa douleur disparaître complétement. L'effet sédatif, dans ce cas, avait été pour ainsi dire, immédiat. Suivant moi, le gelsemium, dans les névralgies de la cinquième paire, agirait tout d'abord sur les nefs dentaires, ensuite son action calmante se propagerait aux autres filets des nerfs émergeants du ganglion de Gasser. Les observations que j'ai moi-même recueillies, ainsi que celles des médecins étrangers ne laissent pas de doute que les névralgies des nerfs-frontaux, temporaux, sus et sous-orbitaires sont, si elles ne sont pas toujours abolies, certainement amoindries par l'action du gelsemium. »

L'auteur passe ensuite en revue les différentes formes

de névralgie, depuis la névralgie frontale jusqu'à la sciatique. Pour chacune de ces maladies il affirme que le gelsemium a presque toujours amené la guérison, et en donne des exemples pris soit dans ses observations personnelles, soit dans les relations des auteurs cités plus haut. Il conclut par ces mots :

« Je crois que le gelsemium est un sédatif puissant contre les névralgies, contre celles surtout qui ne revêtent pas la forme congestive, c'est-à-dire qui ne s'accompagnent pas de véritable fluxion locale dans le point malade, avec turgescence des vaisseaux, gonflement et chaleur appréciables etc. Je pense aussi que l'action du gelsemium s'exerce surtout sur les névralgies des parties supérieures du corps, en allant en diminuant d'intensité de haut en bas : Ainsi les névralgies faciales, et parmi elles les névralgies dentaires, seraient les plus influencées par ce médicament; puis viendraient, par ordre de résistance à son action, successivement, les névralgies du plexus brachial, intercostales, iléo-lombaires, crurales et sciatiques. Le Gelsemium a donné aussi de bons résultats dans le traitement des hémicrânies, comme le prouve une observation personnelle et plusieurs cas traités avec succès à l'étranger. En résumé, je crois que le gelsemium employé avec succès depuis quelques années déjà dans la pratique médicale américaine, depuis lors, en Angleterre, en Allemagne et en Suisse, enfin, en France tout récemment, par M. Dujardin-Beaumetz dans son service à l'hôpital Saint-Antoine, doit être considéré comme un médicament antinévralgique précieux, comme un médicament ayant à la fois une action toxique et physiologique indiscutable; à ce titre, il est digne d'entrer dans le domaine de la thérapeutique française et de prendre rang parmi les substances ayant une action contre la douleur. »

Après cet aperçu théorique, nous ne saurions mieux faire que de publier les quelques observations suivantes, qui fixeront bien les cas dans lequel le gelsemium a l'action la plus efficace.

Observations recueillies par M. le Dr Eymery Héroguelle dans le service de M. Dujardin-Beaumetz à l'hôpital Saint-Antoine.

OBS. 1. — *Névralgie faciale.* — Le nommé Rousset (François), âgé de 60 ans, balayeur, entre à l'hôpital Saint-Lazare, lit n° 13, le 21 février 1877 ; il raconte que depuis un mois il souffre du côté droit de la tête, qu'il éprouve des douleurs d'oreilles très-vives, ainsi que mal aux dents du même côté. Les douleurs sont continues, mais deviennent plus violentes vers les quatre heures du soir, durant toute la nuit et produisent l'insomnie ; les points sus et sous-orbitaires et mentonniers du côté droit sont douloureux à la pression. L'état général est bon.

On commence le traitement le 22 février, par 5 gouttes de teinture de Gelsemium, puis on augmente jusqu'à 35 gouttes par jour ; amélioration notable. La dose est portée à deux centimètres cubes le 8 mars ; le 10, le malade quitte l'hôpital, tout à fait guéri.

OBS. 2. — *Névralgie frontale.* — La nommée Herremans (Anne), âgée de 37 ans, journalière, entre à l'hôpital le 17 mars ; elle se plaint de douleurs vives au niveau des deux pariétaux, dans les deux fosses temporales, et toute la région frontale ; cet état dure depuis le mois de janvier. Elle est actuellement enceinte de trois mois. On lui administre tout d'abord une solution aqueuse d'extrait de Gelsemium, sans obtenir de bons résultats.

Le 26, on lui donne un centimètre cube de teinture.

Le 27, elle n'a pas souffert de l'après-midi, a bien dormi la nuit ; elle était seulement réveillée de temps à autre par des élancements subits qui disparaissaient aussitôt. On lui donne deux centimètres cubes de teinture. Le deux avril elle sort de l'hôpital, soulagée.

OBS. 3. — *Névralgie faciale.* — Le nommé Petagros (Athanase), âgé de 36 ans, charretier, entre à l'hôpital le 14 mars 1877, pour se faire traiter d'une affection pulmonaire. Le 27 mars, il est pris d'une névralgie faciale du côté gauche qui l'empêche de dormir pendant la nuit. Les points les plus douloureux à la pression sont les trous sus-orbitaires, sous-orbitaires, et mentonniers, points d'émergence des branches principales du nerf trifacial.

Teinture de Gelsemium. Le 22 avril, il quitte l'hôpital, guéri.

Obs. 4. — *Névralgie faciale.* — La nommée Goïn (Françoise), âgée de 64 ans, ménagère, entre à l'hôpital le 3 mars 1877. Elle se plaint de douleurs du côté gauche de la face au niveau du front, du nez et de la mâchoire inférieure. Les douleurs sont insuppor-tables, au point d'empêcher l'alimentation. La malade a fait ar-racher trois grosses molaires du côté malade, croyant qu'elles étaient cause du mal ; cependant la douleur a persisté. Un vési-catoire n'a produit aucune amélioration.

On lui donne la teinture de Gelsemium, en augmentant peu à peu la dose ; le 1er avril, après avoir pris deux centimètres cubes de tein-ture, elle est prise d'étourdissement, les paupières supérieures s'abais-sent malgré sa volonté, et lorsqu'elle les soulève avec les doigts il lui semble que les objets qu'elle voit paraissent doubles, en même temps, elle éprouve des fourmillements et une grande faiblesse dans le bras gauche ; *l'interne de service lui fait une injection hypoder-mique de morphine qui la soulage rapidement.*

Le 4, la malade va beaucoup mieux depuis l'accident du samedi.

Le 6, elle sort de l'hôpital, guérie.

Obs. 5 — *Névralgie sciatique.* — Le nommé Person: 60 ans, corroyeur, entre à l'hôpital le 25 février. Il se plaint d'avoir été pris dans le courant de janvier de douleurs dans la cuisse gauche, dou-leurs qui ont gagné l'anus, et la région lombaire et qui se sont ensuite portées sur la jambe et le pied du même côté. La teinture d'iode a été sans action.

On lui donne la teinture de Gelsemium et le 7 il sort de l'hô-pital, complétement rétabli.

Obs. 6. — *Névralgie intercostale.* — La nommée Boudin (Eugénie), âgée de 23 ans, chapelière, se plaint depuis quinze jours de crampes d'estomac et aussi de douleurs au côté gauche du thorax. La toux, les fortes inspirations augmentent les douleurs, par la pression on détermine une douleur assez vive au niveau des points d'émergence postérieur, médian et antérieur du nerf costal du sixième espace intercostal.

Le 5 avril, on commence à lui donner la teinture de Gelsemium.

Le 13, elle sort de l'hôpital, complétement guérie.

Obs. 7. — *Névralgie faciale.* — La nommée Macis (Florentine), âgée de 22 ans, chapelière, entre à l'hôpital, pour se faire soigner de douleurs avec élancements du côté droit de la face. Les points les plus douloureux sont sur le trajet du nerf sus-orbitaire et des nerfs dentaires supérieurs et inférieurs. Le 18 avril, teinture de Gelsemium, dose croissante jusqu'à un centimètre et demi.

Le 23, elle sort de l'hôpital, complétement guérie.

Obs. 8. — *Névralgie Néo-lombaire.* — La nommée Joséphine Nouer, 29 ans, tailleuse, entre à l'hôpital le 14 avril 1877, elle est accouchée de son dernier enfant il y a deux mois. Depuis son accouchement, elle ressent dans la région hipogastrique droite, une douleur qui s'irradie du côté de la région lombaire et dans l'anus. Cette douleur a augmenté ces jours derniers et s'exaspère par la pression. Le toucher ne dénote rien de particulier. Le 16, on lui donne la teinture de Gelsemium, un centimètre cube. Après des alternatives de mieux et de rechutes, elle sort de l'hôpital le 22, complétement guérie.

Obs. 9. — *Névralgie dentaire.* — Le nommé Schamn (Henri), âgé de 31 ans, garçon de cuisine, entre à l'hôpital le 17 avril. Il se plaint de mal de dents qui l'empêche de dormir la nuit. En examinant la bouche, je trouvai la seconde petite molaire du côté droit cariée ; c'était de cet endroit que partait la douleur. Je lui donnai le même jour un centimètre cube et demi de teinture de

Gelsemium. Le mercredi 18, le malade raconte qu'environ deux heures après avoir pris le médicament la douleur avait disparu pour ne plus revenir.

Obs. 10. — *Migraine.* — La nommée Neroit Belzamme, 66 ans, jardinière, entre à l'hôpital pour une chute qu'elle avait faite sur les reins. Le 25 avril, pendant son séjour à l'hôpital, elle est prise d'une hémicrânie du côté gauche intolérable, accompagnée de nausées et de vomissements; la lumière, le moindre bruit exaspèrent les souffrances de la malade. On lui donne 2 centimètres cubes de teinture de Gelsemium. Le lendemain, elle raconte qu'une heure après avoir pris le médicament elle s'était trouvée tout-à-fait soulagée.

Obs. 11. — *Névralgie sciatique.* — Observation envoyée par M. le Dr Ortille, de Lille, à M. Beaumetz; Charles M. 14 ans, sciatique gauche; début au commencement d'août 1876, traitée sans succès par les liniments, les bains, les vésicatoires morphinés, l'électricité, les bains de vapeur résineux, les pilules de phosphure de zinc, l'essence de térébenthine intra et extra, les injections profondes de chloroforme, qui amenèrent une légère amélioration, mais peu durable. M. le Dr Ortille lui donne la teinture Gelsemium en commençant par cinq gouttes, matin, midi et soir, en augmentant de deux gouttes tous les deux jours; « j'arrivai à 60 gouttes sans obtenir d'effet appréciable, je portai alors la dose à 90 gouttes, 30 gouttes trois fois par jour et obtins une amélioration remarquable. Je maintins le malade pendant environ 20 jours à cette même dose, fis cesser le médicament pendant dix jours, et le repris à la dose de 60 gouttes en trois fois pendant deux septénaires, et l'abandonnai ensuite, la guérison se maintenant. Aujourd'hui 4 juin, la cure est complète, M... marche sans fatigue ni douleur. »

Nota bene. — Pour les observations précédentes, la teinture de Gelsemium administrée est la même que celle que nous préparons; pour les suivantes, on verra que les doses de teinture données aux malades sont très-variables; ce qui tient au défaut d'uniformité dans la formule de la teinture; les proportions d'alcool et de racine employées pour la préparer ont été variables : les uns se sont servi d'une teinture au vingtième, d'autres au dixième, d'autres enfin de préparation en proportions variables, qui font de chaque teinture un médicament différent. On ne devra donc pas se fixer sur les doses qui y sont indiquées : Nous ne les citons que pour faire connaître les bons résultats qu'a donnés le Gelsemium sempervirens, et non comme exemple à suivre, au point de vue de la dose.

A la fin des observations, on trouvera les formes pharmaceutiques et les doses qu'il semble préférable d'employer.

Observations publiées par le Dr Gorde de Genève.

Obs. 12. — *Névralgie sous-orbitaire.* — Madame Lenty, 26 ans, 16 février 1876, névralgie sous-orbitaire gauche, interne, amenée probablement par un refroidissement et par le séjour dans un lieu humide. La douleur ne présente aucun caractère périodique ; elle a pour cause déterminante une carie dentaire.

Teinture de Gelsemium, 20 gouttes, répéter au bout de 4 heures si la douleur n'a pas disparu ; la seconde dose a été suivie d'exaspération de la douleur, et de la production d'une enflure qui a disparu le 18, quand je vois le malade ; mais la névralgie a cédé et ne s'est jamais reproduite.

Obs. 13. — *Névralgie faciale.* — Madame D..., 34 ans, en traitement pour une affection utérine, diathèse goutteuse, névralgie de la face, localisée à droite sans périodicité accusée, arrachant des cris à la patiente et durant plusieurs heures ; la première dose de Gelsemium est prise le 27 août 1876, 8 gouttes au début de l'accès et fait avorter la crise. Le médicament a toujours réussi à arrêter les douleurs, la malade en prend jusqu'à 18 gouttes sans inconvénient, et ayant à plusieurs reprises, malgré ma défense, pris son remède pendant ses règles, elle a toujours vu la douleur cesser rapidement sans que l'écoulement menstruel fût troublé.

Obs. 14. — *Névralgie faciale.* — Mademoiselle G..., 76 ans, atteinte de douleurs dans le côté droit de la tête à retour irrégulier ; insuffisance mitrale. Comme dans le cas précédent, la teinture de Gelsemium arrête constamment la douleur si elle est prise au début ; la dose prescrite n'est que de six gouttes à la fois.

Obs. 15. — *Névralgie scapulaire.* — Madame R..., 62 ans, atteinte de dyspepsie flatulente, a une névralgie scapulaire qui est amendée par le bromhydrate de quinine, mais reparait toujours, son état est utilement modifié par 8 gouttes de Gelsemium prises trois fois par jour.

Obs. 16. — *Névralgie faciale.* — Madame N..., 32 ans, névralgie faciale double, venue à la suite du sévrage, enlevée par 8 gouttes de teinture de Gelsemium trois fois par jour.

Obs. 17. — *Migraine.* — Madame N..., 29 ans, douleur hémicrânienne accompagnée de vomissements durant de un à trois jours et obligeant la malade à garder le lit ou la chambre. Cette migraine, à peu près régulièrement bimensuelle, a jusqu'ici avorté chaque fois que la malade a pris 10 gouttes de Gelsemium au début de la crise. Aucune influence sur le flux cataménial.

Obs. 18. — *Vertige.* — M. F..., 50 ans, vertige avec bourdonnements d'oreille du côté droit, cède à l'administration de 10 gouttes de Gelsemium répétée trois fois par jour.

Obs. 19. — *Névralgie intercostale.* — Mademoiselle A..., 28 ans, névralgie intercostale droite, amélioration notable sous l'influence de 8 gouttes de Gelsemium trois fois par jour.

Obs. 20. — *Névralgie dentaire.* — Madame C..., 32 ans, névralgie dentaire intense ; 10 gouttes de Gelsemium trois fois par jour au milieu de la douleur. Madame C..., que je vois trois jours après, me dit qu'elle a été presque instantanément soulagée.

Observations publiées dans THE LANCET, *par le Dr Spencer Thompson.*

OBS. 21. — *Névralgie dentaire.* — Le Dr Thompson, consulté le 20 juin par une domestique pour une odontalgie insupportable, lui ordonne 20 gouttes de teinture de Gelsemium à renouveler deux heures après si la première dose n'amenait pas de soulagement. La malade dit le lendemain qu'elle avait éprouvé après la première dose un grand soulagement qui avait persévéré.

OBS. 22. — *Névralgie dentaire.* — Un Monsieur qui avait pris, sans avis, 30 gouttes de teinture à la fois, éprouva pendant une heure ou deux quelque incertitude de la vision, mais fut complétement guéri d'une violente névralgie dentaire qui ne reparut plus.

Observations publiées par le Dr Surasze dans le CENTRAL-BLATT, *juillet* 1875.

OBS. 23. — *Névralgie sous-orbitaire.* — 1° Cinq gouttes de teinture de Gelsemium données pendant trois jours de suite à un homme de 30 ans qui souffrait depuis une semaine de névralgie de nerf sous-orbitaire droit qu'on avait traitée sans succès par le sulfate de quinine et la pommade à la vératrine, le guérirent complétement.

OBS. 24. — *Névralgie brachiale.* — Une femme qui souffrait d'une névralgie brachiale du côté gauche depuis plus de dix-huit mois, qui avait résisté à un grand nombre de médicaments, se guérit en prenant cinq gouttes de teinture pendant six jours de suite.

Obs. 25. — *Névralgie faciale*. — Deux autres névralgies des nerfs de la cinquième paire furent rapidement guéries par la teinture de Gelsemium à la dose de 5 à 10 gouttes pendant quelques jours.

Obs. 26. — *Névralgie sciatique*. — Un homme de 60 ans, qui avait une névralgie sciatique très intense du côté droit qui l'avait rendu impotent, se guérit très-vite en prenant trois fois par jour 8 gouttes de teinture; 15 jours après le commencement du traitement, il pouvait se promener en s'aidant d'un bâton.

D'après ce qui précède, la valeur thérapeutique du gelsemium est donc bien établie ; mais son action étant des plus intenses, on ne devra l'employer qu'avec prudence et précaution.

Dans le service de M. Beaumetz, on le donne en nature, sous forme de pilules, ou on l'administre en teinture alcoolique par gouttes. Cette teinture étant très-active, il m'a semblé bon de ne pas la mettre entre les mains du public. J'en tiens à la disposition des confrères qui voudront bien m'en demander directement, mais pour les malades auxquels le médecin ne voudra pas s'astreindre à administrer lui-même le médicament, j'ai composé avec cette teinture un élixir rigoureusement dosé, d'un goût agréable qu'on fera prendre par cuillerées à café. Le dosage par cuillerée à café étant pour la plupart des malades infiniment préférable au dosage par gouttes.

MODE D'EMPLOI

La teinture sera ordonnée par gouttes, de façon à donner de 1 à 2 centimètres cubes par jour.

Les pilules, ou les cuillerées à café d'élixir, qui représentent la même dose de médicament, seront ordonnées une (*pilule ou cuillerée à café d'élixir*) toutes les deux heures jusqu'à quatre ou cinq au maximum en vingt-quatre heures.

Dans le cas où le médecin jugerait opportun de dépasser cette dose il devrait surveiller chez son malade les organes de la vue ; c'est là que paraîtraient les premiers signes indiquant que la dose thérapeutique a été dépassée : Dans ce cas il faudrait interrompre la médication et avoir recours sans hésiter à l'injection hypodermique de morphine qui parait jouer le rôle d'antidote, et dissiperait tous les symptômes anormaux.

Dans la plupart des cas, si nous nous en rapportons aux nombreuses observations citées par M. Eymery Héroguelle et les médecins qui ont usé de ce médicament, il sera très-rarement nécessaire, même pour des névralgies anciennes, d'administrer plus de quatre cuillerées à café d'élixir ou quatre pilules par vingt-quatre heures.

Dr FOURNIER

Pharmacien de 1re classe, ex-externe des Hôpitaux
5, rue Chauveau-Lagarde. — Paris.

PRÉPARATIONS ANTINÉVRALGIQUES

AU GELSEMIUM SEMPERVIRENS

du Dr FOURNIER, Pharmacien de 1re classe

EX-INTERNE DES HOPITAUX DE PARIS

PILULES ANTINÉVRALGIQUES

Le Flacon : 3 francs

ÉLIXIR ANTINÉVRALGIQUE

Le Flacon : 4 francs

TEINTURE DE GELSEMIUM SEMPERVIRENS

En petits Flacons, pour l'usage de MM. les Médecins

MODE D'EMPLOI

La teinture sera ordonnée par gouttes, de façon à donner de 1 à 2 centimètres cubes par jour.

Les pilules, ou les cuillerées à café d'élixir, qui représentent la même dose de médicament, seront ordonnées une (*pilule ou cuillerée à café d'élixir*) toutes les deux heures jusqu'à quatre ou cinq au maximum en vingt-quatre heures.

SE DÉFIER DES CONTREFAÇONS

Le gelsemium sempervirens étant une substance chère et difficile à se procurer, est le plus souvent, dans le commerce, mêlé de plantes inefficaces ou dangereuses, et les préparations se ressentent de cette fraude. — Exiger sur chaque boîte ou flacon la bande de garantie signée Dr FOURNIER.

PHARMACIE DE LA MADELEINE

5, RUE CHAUVEAU-LAGARDE — PARIS — RUE DE L'ARCADE, 10

PRÉPARATIONS CRÉOSOTÉES

DU DOCTEUR G. FOURNIER

Contre les affections chroniques des voies respiratoires, phthisie,
bronchite, bronchorrhée et catarrhes en général.

ADMISES A L'EXPOSITION UNIVERSELLE DE 1878

FORMULES PUBLIÉES PAR LA SOCIÉTÉ DE THÉRAPEUTIQUE
DE PARIS

MODE D'EMPLOI

Le meilleur moment pour prendre les préparations créosotées est
celui qui précède immédiatement les repas. De cette façon la Créosote
est absorbée et digérée avec la masse des aliments sans occasionner
jamais aucun désagrément.

Quelques cuillerées d'eau suffisent pour permettre d'avaler facile-
ment *les capsules*, surtout si on les laisse dans l'eau une demi-minute
avant de les prendre.

Il est bon de boire après chaque cuillerée *d'huile créosotée* quelques
gorgées d'eau pour rincer la bouche et émulsionner l'huile dans l'estomac.

Enfin, pour *le Vin créosoté*, il faut toujours délayer chaque cuillerée
dans un verre d'eau très-sucrée. Un bon moyen pour dissimuler sa
saveur un peu caustique consiste à mêler une cuillerée *de Vin* avec
une cuillerée de sirop de Tolu, à ajouter assez d'eau pour remplir le
verre aux trois quarts et boire rapidement.

Du reste, la plupart des malades s'habituent très-rapidement à cette
saveur de Créosote : elle a une odeur franche de Goudron qui n'est
pas désagréable et qui la distingue des Créosotes du commerce qui
sentent le phénol.

VIN CRÉOSOTÉ

ET

HUILE DE FOIE DE MORUE CRÉOSOTÉE

Contenant chacun 0.20 de Créosote du Hêtre par cuillerée à soupe.

CAPSULES

D'HUILE DE FOIE DE MORUE CRÉOSOTÉE

Contenant 0.02 de Créosote du Hêtre par capsule.

La boîte est de cent capsules

*Exiger la bande de garantie sur chaque flacon ou boîte et se méfier
des contrefaçons la plupart très-dangereuses.*

PRIX de chaque Bouteille ou Boîte : 6 FRANCS
(Remise par Quantités)

DÉPOT DANS TOUTES LES BONNES PHARMACIES

GROS — PHARMACIE DE LA MADELEINE — **GROS**

5, rue Chauveau-Lagarde — Paris — rue de l'Arcade, 10
Entre la place de la Madeleine et le boulevard Malesherbes.

LABORATOIRE D'ANALYSES CHIMIQUES

Paris. — Typogr. de E. Brière, 257, rue Saint-Honoré.

www.ingramcontent.com/pod-product-compliance
Ingram Content Group UK Ltd.
Pitfield, Milton Keynes, MK11 3LW, UK
UKHW020121100726
13658UKWH00005B/2307